AF611064

EXPOSITION INTERNATIONALE

D'HYGIÈNE ET D'ÉDUCATION DE LONDRES EN 1884

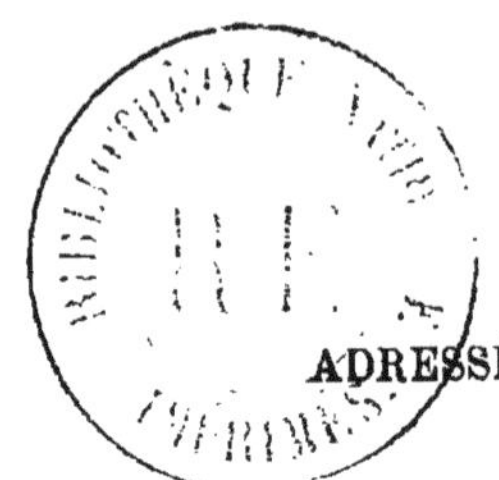

RAPPORT

ADRESSÉ AU MINISTRE DU COMMERCE

par le

Docteur A.-J. MARTIN

commissaire général de la section française

ET

LISTE DES RÉCOMPENSES

PARIS

IMPRIMERIE DU JOURNAL OFFICIEL

31, QUAI VOLTAIRE 31

1884

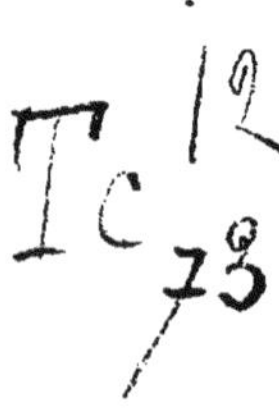

EXPOSITION INTERNATIONALE

D'HYGIÈNE ET D'ÉDUCATION DE LONDRES EN 1884

RAPPORT

ADRESSÉ AU MINISTRE DU COMMERCE

par le

Docteur A.-J. MARTIN

commissaire général de la section française

ET

LISTE DES RÉCOMPENSES

PARIS

IMPRIMERIE DU JOURNAL OFFICIEL

31, QUAI VOLTAIRE 31

1884

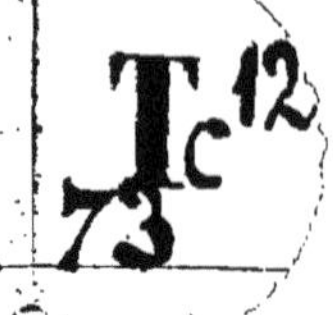

EXPOSITION INTERNATIONALE

D'HYGIÈNE ET D'ÉDUCATION DE LONDRES EN 1884

RAPPORT

ADRESSÉ AU MINISTRE DU COMMERCE

par le

Docteur A.-J. MARTIN

commissaire général de la section française

ET

LISTE DES RÉCOMPENSES

MONSIEUR LE MINISTRE,

J'ai l'honneur de vous adresser la liste des récompenses accordées aux exposants français de l'Exposition internationale d'hygiène et d'éducation de Londres; permettez moi de la faire précéder d'un certain nombre de renseignements sur le caractère et l'importance de cette exposition, et en particulier sur le rôle qu'y a joué la section française.

Cette exposition était une œuvre d'initiative privée, à laquelle S. M. la reine d'Angleterre avait accordé son haut patronage et dont S. A. R. monseigneur le prince de Galles avait bien voulu accepter la présidence d'honneur. Les membres de son comité exécutif et surtout le personnel administratif étaient attachés plus ou moins directement à l'institution, si vaste et si complète, du South-Kensington Museum. Du reste, c'est auprès des divers musées qui en dépendent, dans les jardins de la Société royale d'horticulture, que l'exposition avait été aménagée. Elle faisait, en outre, partie d'une série d'exhibitions spéciales et internationales, organisées pour quatre années, sinon par un même comité exécutif, au moins sous une inspiration identique, avec une administration commune. C'est ainsi que les mêmes bâtiments ont reçu l'année dernière, l'exposition internationale des pêcheries; cette année, l'exposition internationale d'hygiène et d'éducation; l'année prochaine, une exposition internationale des inventions et des instruments de musique, et enfin, en 1886, une exposition limitée aux colonies du Royaume-Uni et de l'empire des Indes. Les bâtiments seront alors détruits et le terrain rendu à la société royale d'horticulture.

Les frais de ces expositions sont, par suite, relativement limités; la corporation de la Cité de Londres a généreusement promis de couvrir le déficit, au cas où il s'en produirait. Cette éventualité ne paraît guère probable; car l'exposition des pêcheries en 1883 a donné plus de 300,000 fr. de bénéfices, et ceux de l'exposition d'hygiène et d'éducation s'élèveront sans nul doute à une somme bien supérieure à 1,000,000 de francs. Elle a, en effet, été visitée par 4,167,683 personnes, soit une moyenne de 27,600 par jour, pendant les six mois de sa durée ; on y a compté jusqu'à 71,884 visiteurs en une seule journée. Le bénéfice total de ces diverses expositions a déjà son emploi indiqué : il doit servir, pour une part, à la fondation d'un hôpital-hospice destiné aux ouvriers devenus infirmes à la suite d'accidents, et pour une autre part à la création, dans l'une des salles du South Kensington Museum, d'un musée d'hygiène.

Les motifs qui ont attiré le public à l'exposition de cette année sont assurément nombreux et de divers ordres : il faut noter, en première ligne, le côté artistique et commercial si développé de cette exhibition, l'illumination des jardins ouverts tous les soirs à la société londonienne et dans lesquels des corps de musique militaire furent successivement amenés aux frais du comité de tous les pays d'Europe, ainsi que bien d'autres sujets de curiosité disséminés de tous côtés ; aucune exposition scientifique ne pourrait d'ailleurs réussir sans offrir des distractions de cet ordre. Il importe aussi de reconnaître que son but principal a été d'y établir un centre d'enseignement momentané, ouvert à toutes les intelligences.

C'est ainsi que presque chaque jour des conférences et des lectures y ont été faites sur les points les plus difficiles de l'hygiène, comme sur ses notions les plus pratiques, par les savants les plus autorisés de l'Angleterre, et sous la présidence des sommités politiques et de l'administration ; de plus, une série de manuels, dus à la plume des hygiénistes anglais les plus renommés, a été faite spécialement pour cette exposition; ces manuels se vendent à un prix très peu élevé, à prix coûtant ; ils constituent, avec la publication des conférences et des lectures, une collection précieuse, dans laquelle la plupart des questions d'hygiène à l'ordre du jour sont mises au courant des plus récents progrès des diverses sciences auxquelles l'hygiène demande des applications (1).

---

(1) Cette collection comprend les manuels suivants :

I. — Health in the dwelling. — 1° *Health in the village*, par sir W. Dyke-Acland ; 2° *Healthy nurseries and bedrooms, including the lying-in-room*, par Mme Gladstone ; 3° *Healthy and unhealthy houses in town and country*, par William Eassie ; 4° *Healthy furniture and decoration*, par Robert W. Edis ; 5° *Healthy schools*, par Charles E. Paget ; 6° *Health in the workshop*, par James B. Lakeman ; 7° *Ventilation, warming and lighting for domestic use*, par le capitaine Douglas Galton.

C'est en 1876 qu'eut lieu la première exposition internationale de ce genre, à Bruxelles le sauvetage, sous toutes ses formes, y joua d'ailleurs un rôle très important, presque prépondérant. En 1882, à Genève, à l'occasion du congrès international d'hygiène et de démographie, une autre exposition du même genre, dans laquelle la France eut seule une place importante, fut également réunie. No-

---

II. — Health in diet. — 1° *Physiology of digestion and the digestive organs*, par Arthur Gamgee; 2° *Diet in relation to health and work*, par Alfred Wynter Blyth; 3° *On the principles of cooking*, par Septimus Bedmore; 4° *Food and cookery for infants and invalids*, par Mlle Wood; 5° *Water and water supplies, and unfermented beverages*, par Attfield; 6° *Salt and other condiments*, par John Manley; 7° *Alcoholic drinks*, par John Thudichum.

III.— Healt in relation to civic life.—1° « *Our duty* » *in relation to health*, par George Vivian Poore; 2° *Infections diseases and its prevention*, par Shirley F. Murphy; 3° *Accidental injuries, their relief and immediate treatment*, par James Cantlie; 4° *Ambulance*, par le chirurgien-général Evatt; 5° *Cleansing streets and ways in the metropolis and large cities*, par William Booth Scott; 6° *Fires and fire brigades*, par le capitaine Shaw; 7° *Legal obligations in respect to dwellings of the poor*, par Harry Duff; 8° *Schools of art*, par John Sparkes.

IV. — General hygiene. — *Athletics*, par le Rév. Warre et Edward Lyttelton; 2° *Dress and its relation to health and climate*, par Godwin; 3° *Fermentation*, par Duclaux; 4° *Public health laboratory work*, par Watson Cheyne, Corfield et Cassal; 5° *London water supply*, par le colonel Francis Bolton.

tons encore un certain nombre d'expositions nationales d'hygiène : en 1880, à Gênes; en 1881, à Londres, et enfin, l'année dernière, à Berlin.

L'*International Health Exhibition* de 1884 comprenait, d'après son titre, tout ce qui intéresse la santé; elle répondait à une idée beaucoup plus générale que celle que notre mot « hygiène » embrasse et contient. Il en résulte qu'elle rassemblait plusieurs ordres de connaissances assez complexes, comprenant tout ce qui peut rendre la vie saine et confortable. De plus, à l'hygiène le comité de l'exposition avait voulu joindre l'éducation, même dans ses subdivisions techniques, industrielles et artistiques, sans que l'on vît bien les rapports immédiats existant entre elles, mais sans doute dans la crainte que l'hygiène ne fournît pas des éléments d'attraction suffisants, et aussi afin de placer sous les yeux du public les deux ordres de préoccupations les plus en faveur actuellement auprès des hommes d'Etat et des philanthropes anglais.

Le programme de l'exposition comprenait ainsi : dans la partie réservée à l'hygiène, l'alimentation, le vêtement, l'habitation, les ambulances en temps de paix et en temps de guerre, l'hygiène scolaire, l'hygiène industrielle et la météorologie au point de vue des instruments et des résultats. La division d'éducation embrassait les crèches, les écoles primaires, les écoles de filles et de garçons, l'enseignement technique, l'enseignement scientifique, l'enseignement artistique, et enfin l'enseignement spécial pour les aveugles et les sourds-muets.

2,109 exposants ont répondu à l'appel des organisateurs de l'exposition, dont 1,453 anglais et 656 étrangers. Parmi ces derniers, la France comptait pour 268 exposants, comprenant 387 numéros du catalogue. La Belgique avait un nombre d'exposants moins élevé que celui de la France; les autres pays étrangers, sauf la Chine et le Japon, avaient des expositions peu importantes; l'Italie, toutefois, avait voulu montrer, malgré l'exposition nationale de Turin, que les questions d'hygiène sont étudiées chez elle, depuis un certain nombre d'années, avec un grand soin; l'Autriche-Hongrie, l'empire d'Allemagne, l'Espagne, les Pays-Bas, la Russie, étaient à peine représentés; les Etats-Unis n'avaient guère envoyé que des plans intéressants concernant la salubrité des écoles et des habitations. En résumé, parmi les nations étrangères, la France et la Belgique étaient au premier rang par l'importance de leurs expositions.

La participation de la France fut décidée tardivement, six semaines seulement avant la date fixée pour l'ouverture. Le ministère du commerce prit la direction de l'organisation de

*

la section française, avec le concours simultané du ministère de l'instruction publique et des beaux-arts, qui voulut bien désigner un commissaire spécial pour la division d'éducation et se charger lui-même de cette partie de la tâche commune. Une commission spéciale fut immédiatement constituée auprès de chacun des ministères (1); grâce à l'appui qu'elles s'empressèrent d'accorder à M. le commissaire général, à M. Benjamin Buisson, commissaire spécial pour la division d'éducation, et à M. le docteur Vintras, médecin en chef de l'hôpital français à Londres, commissaire résident dans cette ville, grâce aussi au concours actif et bienveillant de l'administration dans les deux ministères, la section française put bientôt être

(1) La commission instituée au ministère du commerce, afin d'assurer la participation de la France à l'exposition internationale d'hygiène et d'éducation de Londres en 1884, fut ainsi composée : MM. Wurtz, président ; Fauvel, vice-président ; Nicolas, Pasteur, Cauvet, Proust, Martin, Jacquemart, Emile Trélat, Marié-Davy, Dietz-Monin, Hiélard, Faure-Dujarric, Questel, Vintras, A.-J. Martin, P. Roux, secrétaire. A la mort de M. Wurtz, M. Fauvel fut nommé président et M. Proust, vice-président ; à la mort de M. Fauvel, M. Proust devint président.

La commission, nommée par le ministre de l'instruction publique et des beaux-arts, fut ainsi composée : MM. Durand, président ; Gréard, vice-président ; Morel, Dumont, Zévort, F. Buisson, Carriot, Boutan, Berger, Plon, C. Martin, Peyron, Marcel Lambert, B. Buisson, Zidler, secrétaire.

constituée. Il importe de consigner ici le zèle montré par les exposants et la bonne volonté dont ils firent preuve ; à l'appel de M. le commissaire général, ils s'empressèrent de se constituer en syndicat, sous la présidence de M. Lombart, et de souscrire, au prorata des emplacements qu'ils devaient occuper, des engagements pécuniaires, peu importants, il est vrai, mais qui permirent de décorer d'une façon brillante les salles affectées à cette section et d'assurer le service de surveillance et d'entretien. Le reliquat assez élevé (1,800 fr.) de cette souscription a été généreusement abandonné à l'hôpital français de Londres.

Le délai très court accordé pour la participation de la France à l'exposition obligeait le commissariat à choisir avec soin les exposants et à donner à la section française un caractère spécial, de façon à en faire une sorte de diminutif de ce que doit être aujourd'hui une exposition d'hygiène et d'éducation. De plus, les emplacements accordés et qu'il fallut péniblement réclamer, malgré des promesses formelles, jusqu'au dernier jour, obligeaient à scinder les diverses parties de cette section, tout en la maintenant aussi strictement que possible dans les limites scientifiques entre lesquelles les applications sanitaires sont aujourd'hui maintenues par les hygiénistes français. C'est ainsi qu'elle put compter, dès les premiers jours, sur le concours de M. Pasteur, sur celui des ministères intéressés, de la ville de Paris, pour l'exposition de laquelle le conseil municipal vota un crédit spécial, et des architectes et ingénieurs les plus compétents en matière d'hygiène et de génie sanitaire. J'aurai l'honneur de vous présenter prochainement, monsieur le ministre, une étude d'ensemble sur les diverses solutions, présentées à cette exposition, pour les diverses questions inscrites à son programme, avec les reproductions des appareils, instruments et plans adoptés; je dois en ce moment me borner à appeler votre bienveillante attention sur la liste ci-après des récompenses obtenues par les exposants français.

Vous y trouverez à la fois les noms des représentants les plus éminents de la science française, les administrations les plus intéressées aux progrès de l'hygiène et un grand nombre de notabilités industrielles et commerciales, qui continuent à maintenir le renom de notre pays dans les expositions étrangères. Mais, dans cette circonstance, le caractère des récompenses obtenues est, au dire de la commission supérieure du jury, tout à fait spécial : il indique des résultats constatés ou des efforts évidents en faveur des multiples problèmes dont dépend la santé publique. C'est ainsi qu'aucun produit alimentaire n'a été l'objet d'une récompense sans avoir été soumis à une analyse chimique, certifiant son absolue pureté; que les water-closets ont dû subir un grand nombre d'expériences garantissant leur bon fonctionnement, l'évacuation immédiate et l'impossibilité de tout retour d'odeur dans l'habitation; que les systèmes de chauffage et de ventilation ont été jugés d'après les avantages qu'ils présentaient pour l'intégrité de l'atmosphère respirable et la prompte évacuation, sans retour possible, de l'air vicié; que les constructions scolaires et le mobilier d'école n'ont été appréciés qu'autant que la santé si précieuse des élèves était minutieusement sauvegardée, etc., etc. Les travaux des divers jurys internationaux ont, en conséquence, une valeur particulière; la France a pris une part importante à ces travaux, et l'on ne saurait trop savoir gré aux éminentes personnalités qui ont bien voulu répondre au choix de M. le ministre du commerce et à la désignation préalable des exposants, pour se livrer aux études souvent longues et difficiles des jurys (1).

Malgré des difficultés assez pénibles, et pour

(1) Les membres français des jurys ont été: MM. le docteur Arnould, P. Bérard, Berger, Charles Bigot, F. Buisson, Clément, de Montmahou, Dethomas, docteur Gariel, Guillaume, Guy, Hément, Jacquemart, Jarlauld, Jordan, Lavezzari, Leblanc, Lesoufaché, docteur Henry Liouville, Emile Müller, docteur Napias, Nourrit, docteur Proust, Rebours-Guizelin, Sriber, Gaston Trélat, docteur Vallin.

lesquelles il n'a pas toujours été possible d'obtenir satisfaction de la part de la commission supérieure du jury, le nombre des récompenses décernées à la section française s'élève au chiffre important de 201, soit : 1 diplôme spécial pour M. Pasteur, 53 diplômes d'honneur aux administrations et sociétés, 28 médailles d'or, 61 médailles d'argent, 32 médailles de bronze et 26 mentions spéciales accordées à des exposants hors concours ou dont les objets présentés s'éloignent plus ou moins du programme de l'exposition. Ce nombre de récompenses représente une proportion équivalente à peu près à celui des récompenses données aux exposants anglais ; mais il dépasse de beaucoup proportionnellement le nombre des récompenses décernées aux exposants appartenant aux autres nations étrangères ; ainsi, la Belgique, qui vient après la France dans la liste spéciale, a reçu le seizième du nombre total des récompenses, tandis qu'avec un nombre d'exposants d'un tiers seulement environ plus élevé, la section française, a reçu le neuvième du nombre total des récompeuses.

Telles sont, monsieur le ministre, les considérations sommaires que je me permets de vous présenter en vous transmettant la liste des récompenses de la section française. Je me bornerai à vous faire remarquer, en terminant, que si elle a pu, comme l'ont déclaré plusieurs éminents représentants de la science sanitaire anglaise et comme l'ont indiqué plusieurs journaux anglais, politiques et scientifiques, « montrer plus d'hygiène réunie, d'une manière rationnelle, que dans tout le reste de l'exposition », l'honneur de ce témoignage rejaillit tout entier sur la communauté d'efforts qui n'a cessé d'unir les administrations intéressées et les exposants, hommes de science, d'industrie et de commerce. Les succès importants de la France à cette exposition, dans un milieu où l'hygiène et l'éducation ont reçu depuis longtemps des développements considérables, produiront un nouvel élan des pouvoirs publics, des sociétés spéciales et des particuliers en faveur de l'étude et de l'enseignement de l'hygiène, et au profit de l'éducation à tous les degrés.

Veuillez agréer, monsieur le ministre, l'hommage de mon profond respect.

Le commissaire général de la section française de l'exposition internationale d'hygiène et d'éducation de Londres en 1884.

Dr A.-J. MARTIN.

LISTE DES RÉCOMPENSES

ACCORDÉES A LA SECTION FRANÇAISE DE L'EXPOSITION INTERNATIONALE D'HYGIÈNE ET D'ÉDUCATION DE LONDRES, EN 1884 (1).

Diplôme spécial.

M. Pasteur. — Pour l'ensemble de ses travaux sur l'étiologie et la prophylaxie des maladies épidémiques et transmissibles.

Diplômes d'honneur.

Le Cercle de la librairie, de l'imprimerie et de la papeterie, à Paris. — Trois diplômes d'honneur, pour les ouvrages exposés par ses membres, relatifs à l'enseignement primaire, à l'enseignement de l'art dans les écoles et à l'éducation en général.

Le Cercle parisien de la ligue de l'enseignement. — Deux diplômes d'honneur, pour ses

---

(1) Aux termes de la décision de la commission du jury, les diplômes d'honneur ne pouvaient être accordés qu'aux expositions collectives des administrations et des sociétés; les médailles d'or formaient les plus hautes récompenses pour les exposants individuels. En outre, des mentions (*simple certificate of thanks*) pouvaient être décernées d'une façon spéciale, en particulier aux exposants dont les objets ou les travaux étaient plus ou moins en dehors du programme de l'exposition.

documents et ouvrages relatifs à l'enseignement et l'impulsion donnée à l'enseignement de la gymnastique dans les écoles.

Le département du Calvados. — Pour les plans de l'école normale d'instituteurs à Caen.

Le département de la Gironde. — Pour les plans de l'école normale d'institutrices à Bordeaux et les plans de maisons d'école dans ce département.

Le département de Lot-et-Garonne. — Pour les plans des écoles primaires nouvelles dans ce département.

L'Ecole professionnelle et ménagère de Rouen. — Pour ses spécimens de travaux d'élèves.

L'Ecole professionnelle de la fondation Bischoffsheim. — Pour ses spécimens de travaux d'élèves.

L'Ecole professionnelle de la ville de Rouen. — Pour sa collection de travaux d'élèves.

L'Inspection académique du département de la Creuse. — Pour ses spécimens de travaux d'élèves.

L'Inspection académique du département de la Gironde. — Pour ses spécimens de travaux dans les écoles maternelles.

L'Inspection académique du département du Nord. — Pour ses plans d'écoles et ses spécimens de travaux d'élèves.

L'Inspection académique de la régence de Tunis. — Pour ses spécimens de travaux d'élèves dans les écoles françaises et arabes.

L'Institut des frères des écoles chrétiennes. — Pour les plans de ses écoles, le mobilier scolaire et les spécimens de travaux d'élèves.

L'Institution de M. Livet, à Nantes. — Pour ses

progrès et ses méthodes d'enseignement, ainsi que pour les spécimens des travaux industriels de ses élèves.

Le ministère du commerce. — Deux diplômes d'honneur, pour les progrès et les méthodes d'enseignement à l'école des arts et métiers d'Aix, ainsi que pour la collection des travaux industriels exécutés par les élèves.

Le ministère de l'instruction publique et des beaux-arts. — Sept diplômes d'honneur ainsi décernés :

1° Dans la classe de l'hygiène scolaire, des plans d'écoles et de l'enseignement de la gymnastique;

2° Dans la classe du mobilier scolaire, du matériel technique et des travaux d'élèves dans les écoles primaires;

3° Dans la classe de l'enseignement de l'économie domestique et des écoles professionnelles de filles;

4° Dans la classe de l'enseignement scientifique et technique dans les écoles de garçons;

5° Dans la classe de l'enseignement de l'art dans les écoles;

6° Pour l'ensemble des documents et ouvrages relatifs à l'éducation;

7° Au musée pédagogique.

Le ministère de l'intérieur. — Deux diplômes d'honneur décernés :

1° A l'Institution des sourds-muets, à Paris;

2° A l'Institution des jeunes aveugles, à Paris.

La ville de Bordeaux. — Pour ses plans d'écoles.

La ville du Havre. — Pour les plans de son école d'apprentissage et de son école des beaux-arts.

La ville de Paris. — Treize diplômes d'honneur ainsi décernés :

1° A l'ensemble des services des eaux et égouts ;

2° Au service d'assainissement de la Seine, dirigé par M. A. Durand-Claye ;

3e Au laboratoire municipal de chimie de la ville de Paris ;

4° Au service micrographique, dirigé par M. le docteur Miquel, à l'observatoire de Montsouris ;

5° Au service de statistique, dirigé par M. le docteur Jacques Bertillon, à la préfecture de la Seine ;

6° A l'ensemble des appareils de secours contre l'incendie, exposés par le corps des sapeurs-pompiers ;

7° A l'ensemble des services de secours (voitures pour le transport des contagieux, brancards, tentes), dépendant de la préfecture de police ;

8° Pour les installations de chauffage et de ventilation dans les édifices publics appartenant à la ville de Paris, notamment à l'hôtel de ville et dans les écoles ;

9° Pour les plans des écoles primaires ;

10° Pour le mobilier et le matériel scolaire ;

11° Pour l'enseignement dans les écoles professionnelles de jeunes filles ;

12° Pour l'enseignement scientifique et professionnel dans les écoles de garçons ;

13° Pour l'enseignement de l'art dans les écoles.

La ville de Rouen. — Pour ses écoles maternelles, enfantines, primaires et professionnelles.

La Société de charité maternelle.

La Société des crèches.

La Société des écoles enfantines. — Deux diplômes pour ses plans d'écoles et le mobilier scolaire.

La Société pour l'instruction élémentaire.

La Société française d'hygiène.

La Société d'hygiène publique de Bordeaux.

La Société de médecine publique et d'hygiène professionnelle de Paris.

La Société protectrice de l'enfance.

Médailles d'or.

MM.

Appert frères, maîtres verriers à Clichy (Seine). — Soufflage du verre par l'air comprimé (Appareils de fabrication du verre à l'aide de ce procédé; assainissement de cette industrie).

Auzoux (Mme veuve) et Montaudon. — Appareils pour l'enseignement de l'anatomie.

Bouvard, architecte. — Plans de l'école normale primaire supérieure de Voiron (Isère).

Cacheux, ingénieur. — Plans de maisons ouvrières.

Cernesson, architecte. — Grammaire élémentaire du dessin.

Chaix, imprimeur. — Ecole professionnelle d'apprentis; appareils protecteurs dans les ateliers.

Chamberland, directeur du laboratoire de M. Pasteur. — Filtre.

de Beaudot, architecte. — Plans du lycée Lakanal à Sceaux.

Decauville, ingénieur. — Appareils pour le transport des immondices par chemins de fer portatifs.

Deyrolle. — Dessins pour l'enseignement de l'histoire naturelle dans les écoles.

A. Durand-Claye, ingénieur en chef des ponts et chaussées, et Masson, conducteur des ponts et chaussées, inspecteur de l'assainissement de la Seine, à Paris. — Installation de water-closets et de canalisations d'égouts dans les édifices publics et les habitations privées.

Geneste, Herscher et Cᵉ, ingénieurs-constructeurs. — Quatre médailles d'or :

1° Installations nouvelles de chauffage et de ventilation dans les édifices publics, systèmes spéciaux ;

2° Installations de chauffage et de ventilation dans les écoles ;

3° Ventilateur de mines ; installations de ventilation dans les ateliers industriels ;

4° Nouvelle étuve à désinfection.

Lombart, négociant. — Produits alimentaires : chocolat, thé et café.

Marchand frères. — Produits alimentaires : eaux-de-vie, rhum, liqueurs et sirops.

Pasteur. — Appareils et instruments, installation de laboratoire pour l'étude de la prophylaxie des maladies épidémiques et transmissibles.

Paysant, préfet de l'Aude. — Musée scolaire.

Pillivuyt et Cᵉ, négociants. — Appareils pour la cuisson des aliments.

Potin (veuve Félix), négociant. — Produits alimentaires, naturels, fabriqués et conservés.

Prévet et Cᵉ, négociants. — Conserves alimentaires.

Richard frères, constructeurs. — Appareils pour la météorologie.

Simond Legrand, négociant. — Produits agricoles.

Trélat (Emile), architecte. — Etudes de procédés nouveaux de chauffage, de ventilation et d'éclairage dans les écoles ; enseignement spécial.

Vaudremer, architecte. — Plans des lycées d'Ajaccio, de Grenoble et de l'avenue Duquesne à Paris.

Ecoles Elisa Lemonnier à Paris. — Programmes et méthodes d'enseignement, spécimens de travaux d'élèves.

Société nouvelle de constructions du système Tollet. — Hôpitaux et ambulances à système ogival.

Médailles d'argent.

MM.

Armengaud aîné, ingénieur. — Tableaux pour l'enseignement professionnel dans les écoles.

Bayle, ingénieur. — Verres fumivores.

Benoist, négociant. — Produits alimentaires, comestibles.

Boquet, directeur de l'école Diderot à Paris. — Programmes et méthodes d'enseignement dans cette école.

Boussard, négociant. — Fleurs artificielles.

Cardot. industriel. — Mobilier scolaire.

Carue, industriel. — Appareils de gymnastique.

Célerier, industriel. — Enseignement professionnel.

Cernesson et Gravigny, architectes. — Plans de l'école primaire supérieure de Montbard (Côte-d'Or).

Certes, inspecteur des finances. — Méthodes d'analyse micrographique des eaux.

Day et Mitton, négociants. — Conserves alimentaires.

de Brie, industriel. — Matériel technologique d'enseignement.

Deyrolle. — Tableaux pour l'enseignement de l'histoire naturelle dans les écoles.

Dohis, constructeur. — 2 médailles d'argent : Accumulateur de force pour machines à coudre ; hygiène industrielle.

Ecole professionnelle de Melun. — Spécimens de travaux d'élèves.

Ecole professionnelle des ateliers de la maison Christofle. — Programmes et méthodes d'enseignement.

Ecole normale de travail manuel, à Paris. — Programmes et méthodes d'enseignement.

La faïencerie de Choisy-le-Roi. — Faïences décoratives.

Farcot, Emm., ingénieur constructeur. — Ventilateurs de mines et d'ateliers.

Flicoteaux, constructeur. — Lavabos pour casernes et hôpitaux.

Frété et Ce. — Appareils de gymnastique.

Garcet et Nisius. — Mobilier scolaire.

Geneste, Herscher et Ce, ingénieurs-constructeurs. — Salle d'isolement pour maladies contagieuses.

Gellé, frères. — Produits de parfumerie.

Get, frères, — Liqueur Pippermint.

Dr Gibert. — Dispensaire pour enfants malades au Havre.

Guérin. — Parquets.

Herbet et Ce. — Lits et sommiers élastiques.

Houdart. — Appareils pour le chanffage et l'analyse des vins.

Jacquier, frères. — Produits alimentaires.

Lecœur, architecte. — Plans de lycées, collèges et écoles.

Lecoq, chef d'atelier au matériel scolaire de la ville de Paris. — Mobilier scolaire.

Lemercier (Mme V[e]). — Planches pour l'enseignement de l'anatomie.

Lombart. — 2 médailles d'argent: maisons ouvrières ; rafraîchissoir pour la fabrication des chocolats, hygiène industrielle.

Masson, inspecteur du service de l'assainissement de la Seine : 2 médailles d'argent : plans d'écoles ; établissement de natation.

Mignon et Rouart, ingénieurs-constructeurs. — 2 médailles d'argent : conservation des viandes par la congélation de l'eau salée; appareils pour la conservation des cadavres; assainissement de la morgue de Paris.

Monthiers, ingénieur. — Chauffage et ventilation. dans les écoles.

Narjoux, architecte. — Ouvrages relatifs à la construction des écoles.

Orphelinat Prevost, à Cempui (Oise). — Spécimens de travaux d'élèves.

Patronage des enfants de l'ébénisterie, à Paris. — Enseignement artistique.

Piqué et Dessart. — Mobilier d'art.

Potin (veuve Félix). — Produits alimentaires : vins, liqueurs et sirops.

Prevet et Ce. — Procédés de conservation des aliments.

Proust, architecte. — Plan du collège communal de Fontainebleau.

Ract et Falquet. — Ouvrages scolaires.

Regrain. — Musée scolaire et ouvrages pour l'enseignement élémentaire.

Dr Riant. — Publications relatives à l'hygiène scolaire.

Rogier-Mothes, constructeurs. — Appareils pour l'évacuation des immondices; water-closets.

Salleron, architecte. — Plans d'écoles.

Schmidt et Co. — Eaux-de-vie d'Armagnac.

Société générale pour la fabrication et la vente des pâtes alimentaires de Lyon. — Produits alimentaires.

Société de construction des ateliers de Neuilly (O. André, ingénieur, directeur). — 2 médailles d'argent : mobilier scolaire; parquets pour hôpitaux.

Société des ateliers d'aveugles. — Spécimens de travaux effectués par des aveugles.

Société nouvelle de constructions du système Tollet (Pellerin de Lastelle, directeur-administrateur). — Maisons ouvrières.

Tabouët et Ce. — Appareils de secours contre l'incendie, extincteurs.

Tramond. — Appareils pour l'enseignement de l'histoire naturelle et de l'anatomie, en particulier dans les écoles.

Médailles de bronze.

MM.

Barabeaux père et fils. — Liqueurs de grande-champagne.

Billette. — 2 médailles de bronze : cartouches alimentaires pour l'armée.

Bisquit-Dubouché et Cie. — Eaux-de-vie.

Bonnard. — Ouvrages pour l'enseignement de la musique.

Brenier. — 2 médailles de bronze : objets de toilette, brosserie.

Chabanel et Brabant. — Système de vidanges.

Daguerre. — Appareils de projections pour l'enseignement.

David. — Filtrage des eaux.

David, instituteur à Grosvenon, par Nouvant (Meurthe-et-Moselle). — Méthodes de lecture et d'écriture.

Delaunay et Chevallot. — Appareil pour le filtrage des huiles.

Espéron-Morin. — Poêle pour écoles.

Fischer et Cie. — Désinfectants.

Fourcade. — Produits alimentaires.

Dr Godefroy. — Appareil de chauffage.

Guinier. — Siphon intermittent pour le lavage des égouts.

Liétout (Mme). — Ouvrages pour l'enseignement.

Malligand. — Ebullioscope.

Martin-Brey. — Produits alimentaires, vermicelles et pâtes.

Orphelinat Prevost, à Cempuis (Oise). — Ouvrages d'enseignement.

Papier, ingénieur-constructeur. — Appareils de ventilation.

Patronage des enfants de l'ébénisterie, à Paris. — Enseignement technique.

Peigniet-Changeur et Ce. — Lampes à pétrole.

Petit et Dumoutier. — Appareils pour l'enseignement de la natation dans les écoles.

Petit-Pellieux. — Produits alimentaires.

Petitjean. — Appareils pour bains.

Pierre Petit. — Photographies scolaires.

Reiber. — Méthodes .d'enseignement du dessin dans les écoles.

Robert. — Appareil de sauvetage en cas d'incendie.

Schaffer (Mme). — Traité de travaux à l'aiguille.

Société de contructions des ateliers de Neuilly. — Tente-abri.

Mentions spéciales.

MM.

Comte, inspecteur général. — Enseignement de l'art dans les écoles.

de Beauchamp. — Lois et règlements pour l'enseignement supérieur.

Dr Delvaille. — Documents sur les écoles de la ville de Bayonne.

de Malarce. — Documents sur les caisses d'épargne scolaires.

de Sabatier-Plantier, — Publications relatives à l'enseignement professionnel des jeunes filles.

Douliot. — Documents relatifs aux voyages et excursions scolaires.

Durand-Claye, ingénieur en chef des ponts et

chaussées. — Etudes statistiques sur la fièvre typhoïde à Paris.

Ecole alsacienne, à Paris. — Installation et programmes d'enseignement.

Ecole de Haubourdin (Nord). — Plans.

Ecole Monge, à Paris. — Installation et programmes d'enseignement.

Ecole primaire supérieure d'Illiers (Eure-et-Loir). — Plans.

Ecole primaire supérieure de Vierzon (Cher). — Plans.

Etablissement pénitentiaire de Mettray (Indre-et-Loire). — Enseignement professionnel.

Groult (Edmond). — Musées cantonaux.

Hément. — Enseignement de la géographie et des sciences mathématiques et naturelles.

Institution Sainte-Barbe, à Paris et à Fontenay-aux-Roses. — Installation et programmes d'enseignement.

Joubert et fils. — Décoration d'appartements parquets mosaïque.

Laisné. — Enseignement de la gymnastique dans les écoles.

Lambert (Marcel). — Plans d'écoles.

Dr Layet. — Carte des épidémies exotiqnes, ouvrages d'hygiène.

Magnat. — Enseignement des sourds-muets.

Ravaisson. — Enseignement de l'art.

Revue d'hygiène et de police sanitaire.

Union française de la jeunesse.

Ville de Flers (Orne). — Plans d'écoles.

Ville du Havre (Seine-Inférieure). — Organisation et publications du bureau d'hygiène.

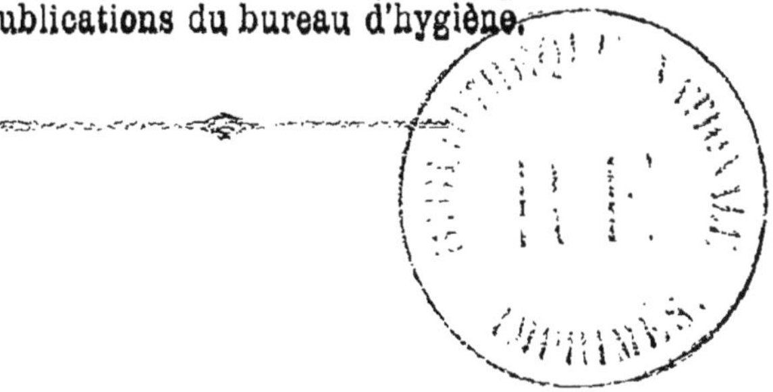

Imprimerie du *Journal officiel*, 31, quai Voltaire.

149

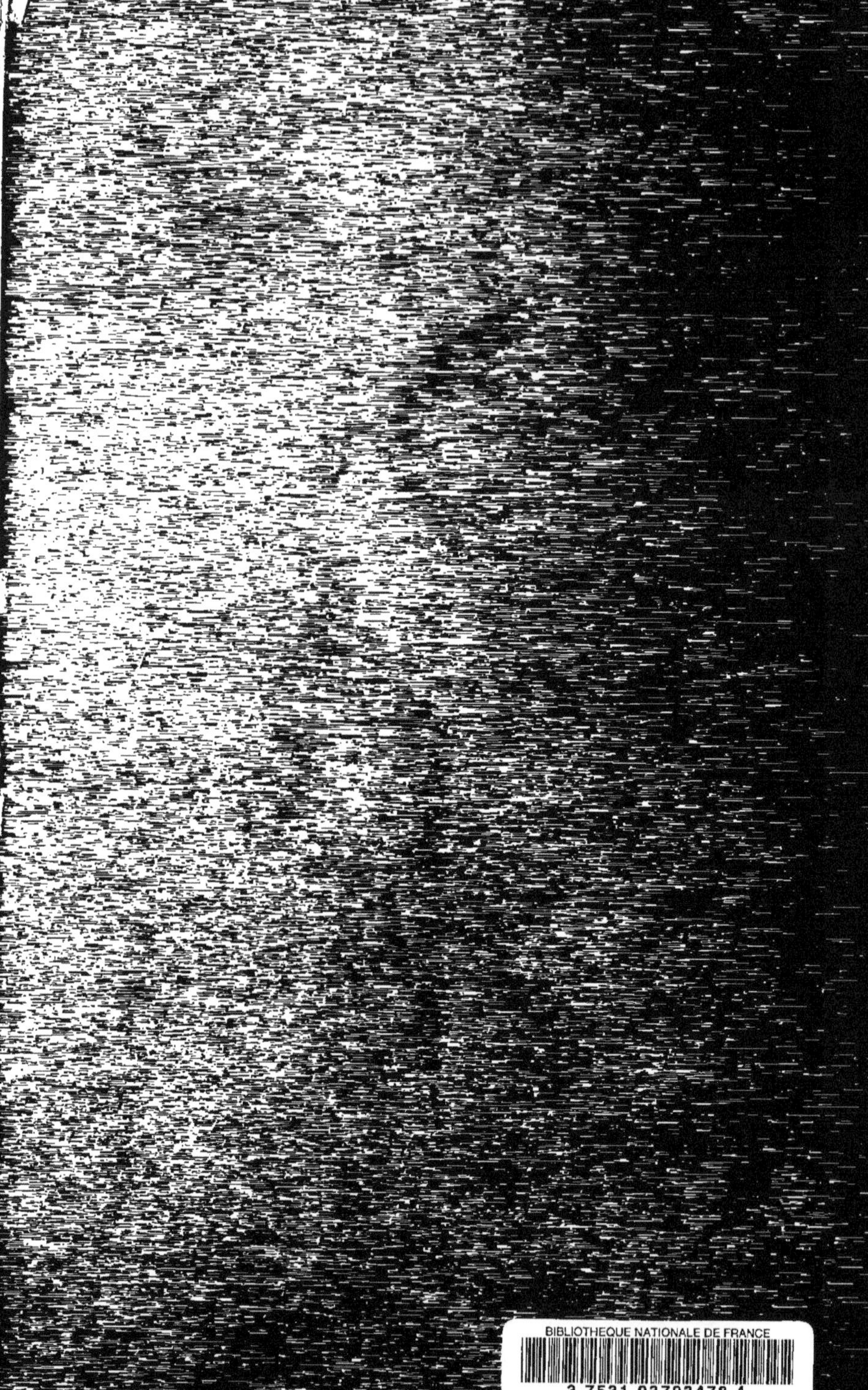

www.ingramcontent.com/pod-product-compliance
Ingram Content Group UK Ltd.
Pitfield, Milton Keynes, MK11 3LW, UK
UKHW020356250726
13967UKWH00005B/2312

9 782011 753854